THIS BOOK BELONGS TO:

Instruction

Step 1

Write down everything you eat or snacks on In the columns

Step 2

Each time you have a reaction to a food or particular ingredients that makes you sick write it at the back on the book in the troublesome food-ingredients column

Step 3

at the end of the month you will have a list of the foods and ingredients that should be avoided

Medication Log

Medicine	Dosage	Prescribing Doctor

Medication Log

Medicine	Dosage	Prescribing Doctor

MY DAILY POO

Type 1 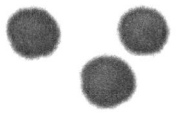 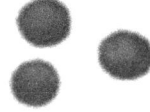 Separate hard lumps, like nuts (hard to pass)

Type 2  Sausage-shaped but lumpy

Type 3  Like a sausage but with cracks on its surface

Type 4 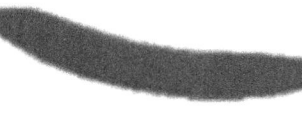 Like a sausage or snake, smooth and soft

Type 5 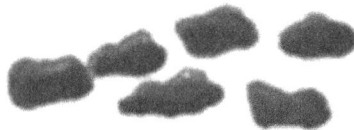 Soft blobs with clear-cut edges (passed easily)

Type 6  Fluffy pieces with ragged edges, a mushy stool

Type 7  Watery, no solid pieces. **Entirely Liquid**

BOWEL Tracker

Days	Stool Type	Frequency
Monday		
Tuesday		
Wednesday		
Thursday		
Friday		
Saturday		
Sunday		

Water Consume

Days	Glasses of water	Amount
Monday		
Tuesday		
Wednesday		
Thursday		
Friday		
Saturday		
Sunday		

{ ___ /___ /20__ }

Breakfast Recipe :		
Ingredients:	Calories	Amount

Symptoms Observations

Intensity (low/high)

{ ___ /___ /20__ }

Lunch Recipe :

Ingredients:	Calories	Amount

Symptoms Observations

Intensity (low/high)

{ ____ /____ /20__ }

Dinner Recipe :

Ingredients:	Calories	Amount

Symptoms Observations

<u>Intensity (low/high)</u>

{ ____ /____ /20____ }

Other Items consumed

Snacks	Calories	Amount

Symptoms Observations

Intensity (low/high)

{ ___ / ___ /20__ }

Breakfast Recipe :

Ingredients:	Calories	Amount

Symptoms Observations

Intensity (low/high)

{ ___ / ___ /20__ }

Lunch Recipe :

Ingredients:	Calories	Amount

Symptoms Observations

Intensity (low/high)

{ ___ /___ /20__ }

Dinner Recipe :

Ingredients:	Calories	Amount

Symptoms Observations

Intensity (low/high)

{ ___ / ___ /20___ }

Other Items consumed

Snacks	Calories	Amount

Symptoms Observations

Intensity (low/high)

Breakfast Recipe :

Ingredients:	Calories	Amount

Symptoms Observations

Intensity (low/high)

Lunch Recipe :

Ingredients:	Calories	Amount

Symptoms Observations

Intensity (low/high)

{ ___ /___ /20__ }

Dinner Recipe :

Ingredients:	Calories	Amount

Symptoms Observations

Intensity (low/high)

{ ____ /____ /20____ }

Other Items consumed

Snacks	Calories	Amount

Symptoms Observations

Intensity (low/high)

{ ___ / ___ /20__ }

Breakfast Recipe :

Ingredients:	Calories	Amount

Symptoms Observations

Intensity (low/high)

{ ____ / ___ /20__ }

Lunch Recipe :

Ingredients:	Calories	Amount

Symptoms Observations

Intensity (low/high)

{ _____ /____ /20__ }

Dinner Recipe :

Ingredients:	Calories	Amount

Symptoms Observations

Intensity (low/high)

{ ___ / ___ /20___ }

Other Items consumed

Snacks	Calories	Amount

Symptoms Observations

Intensity (low/high)

{ ___ /___ /20__ }

Breakfast Recipe :

Ingredients:	Calories	Amount

Symptoms Observations

Intensity (low/high)

{ ___ /___ /20__ }

Lunch Recipe :

Ingredients:	Calories	Amount

Symptoms Observations

Intensity (low/high)

{ ___ /___ /20__ }

Dinner Recipe :		
Ingredients:	Calories	Amount

Symptoms Observations

Intensity (low/high)

{ ___ /___ /20___ }

Other Items consumed

Snacks	Calories	Amount

Symptoms Observations

Intensity (low/high)

{ ___ / ___ /20__ }

Breakfast Recipe :

Ingredients:	Calories	Amount

Symptoms Observations

Intensity (low/high)

{ ___ / ___ /20__ }

Lunch Recipe :		
Ingredients:	Calories	Amount

Symptoms Observations

Intensity (low/high)

{ ___ /___ /20__ }

Dinner Recipe :

Ingredients:	Calories	Amount

Symptoms Observations

Intensity (low/high)

{ ____ /___ /20___ }

Other Items consumed

Snacks	Calories	Amount

Symptoms Observations

Intensity (low/high)

Breakfast Recipe :

Ingredients:	Calories	Amount

Symptoms Observations

Intensity (low/high)

{ ___ / ___ /20__ }

Lunch Recipe :

Ingredients:	Calories	Amount

Symptoms Observations

Intensity (low/high)

{ ___ /___ /20__ }

Dinner Recipe :

Ingredients:	Calories	Amount

Symptoms Observations

Intensity (low/high)

{ ____ / ___ /20___ }

	Other Items consumed	
Snacks	**Calories**	**Amount**

Symptoms Observations

Intensity (low/high)

BOWEL Tracker

Days	Stool Type	Frequency
Monday		
Tuesday		
Wednesday		
Thursday		
Friday		
Saturday		
Sunday		

Water Consume

Days	Glasses of water	Amount
Monday		
Tuesday		
Wednesday		
Thursday		
Friday		
Saturday		
Sunday		

{ ___ / ___ /20__ }

Breakfast Recipe :

Ingredients:	Calories	Amount

Symptoms Observations

Intensity (low/high)

{ ___ /___ /20__ }

Lunch Recipe :

Ingredients:	Calories	Amount

Symptoms Observations

Intensity (low/high)

Dinner Recipe :

Ingredients:	Calories	Amount

Symptoms Observations

Intensity (low/high)

{ ___ / ___ /20___ }

Other Items consumed

Snacks	Calories	Amount

Symptoms Observations

Intensity (low/high)

{ ___ /___ /20__ }

Breakfast Recipe :

Ingredients:	Calories	Amount

Symptoms Observations

Intensity (low/high)

{ ___ / ___ /20__ }

Lunch Recipe :

Ingredients:	Calories	Amount

Symptoms Observations

Intensity (low/high)

{ ___ /___ /20__ }

Dinner Recipe :

Ingredients:	Calories	Amount

Symptoms Observations

Intensity (low/high)

{ ___ / ___ /20___ }

Other Items consumed

Snacks	Calories	Amount

Symptoms Observations

Intensity (low/high)

{ ___ /___ /20__ }

Breakfast Recipe :

Ingredients:	Calories	Amount

Symptoms Observations

Intensity (low/high)

{ ____ /____ /20__ }

Lunch Recipe :

Ingredients:	Calories	Amount

Symptoms Observations

Intensity (low/high)

{ ___ / ___ /20__ }

Dinner Recipe :

Ingredients:	Calories	Amount

Symptoms Observations

Intensity (low/high)

{ ___ /___ /20___ }

Other Items consumed

Snacks	Calories	Amount

Symptoms Observations

Intensity (low/high)

{ ___ /___ /20__ }

Breakfast Recipe :

Ingredients:	Calories	Amount

Symptoms Observations

Intensity (low/high)

{ ___ / ___ /20___ }

Lunch Recipe :

Ingredients:	Calories	Amount

Symptoms Observations

Intensity (low/high)

{ ___ /___ /20__ }

Dinner Recipe :

Ingredients:	Calories	Amount

Symptoms Observations

Intensity (low/high)

{ ____ /____ /20____ }

Other Items consumed

Snacks	Calories	Amount

Symptoms Observations

Intensity (low/high)

Breakfast Recipe :

Ingredients:	Calories	Amount

Symptoms Observations

Intensity (low/high)

{ ___ /___ /20__ }

Lunch Recipe :

Ingredients:	Calories	Amount

Symptoms Observations

Intensity (low/high)

{ ___ /___ /20__ }

Dinner Recipe :

Ingredients:	Calories	Amount

Symptoms Observations

Intensity (low/high)

{ ____ / ___ /20___ }

Other Items consumed

Snacks	Calories	Amount

Symptoms Observations

Intensity (low/high)

{ ___ /___ /20__ }

Breakfast Recipe :

Ingredients:	Calories	Amount

Symptoms Observations

Intensity (low/high)

{ ___ /___ /20__ }

Lunch Recipe :		
Ingredients:	Calories	Amount

Symptoms Observations

Intensity (low/high)

{ ___ / ___ /20__ }

Dinner Recipe :

Ingredients:	Calories	Amount

Symptoms Observations

Intensity (low/high)

{ ___ / ___ /20___ }

Other Items consumed

Snacks	Calories	Amount

Symptoms Observations

Intensity (low/high)

{ ___ /___ /20__ }

Breakfast Recipe :

Ingredients:	Calories	Amount

Symptoms Observations

Intensity (low/high)

{ ____ /___ /20__ }

Lunch Recipe :

Ingredients:	Calories	Amount

Symptoms Observations

Intensity (low/high)

{ ___ / ___ /20__ }

Dinner Recipe :

Ingredients:	Calories	Amount

Symptoms Observations

Intensity (low/high)

{ ___ / ___ /20___ }

Other Items consumed

Snacks	Calories	Amount

Symptoms Observations

Intensity (low/high)

BOWEL Tracker		
Days	Stool Type	Frequency
Monday		
Tuesday		
Wednesday		
Thursday		
Friday		
Saturday		
Sunday		

Water Consume		
Days	Glasses of water	Amount
Monday		
Tuesday		
Wednesday		
Thursday		
Friday		
Saturday		
Sunday		

{ ___ /___ /20__ }

Breakfast Recipe :

Ingredients:	Calories	Amount

Symptoms Observations

Intensity (low/high)

{ ___ / ___ /20__ }

Lunch Recipe :

Ingredients:	Calories	Amount

Symptoms Observations

Intensity (low/high)

{ ___ /___ /20__ }

Dinner Recipe :

Ingredients:	Calories	Amount

Symptoms Observations

Intensity (low/high)

{ ___ / ___ /20___ }

Other Items consumed		
Snacks	Calories	Amount

Symptoms Observations

Intensity (low/high)

{ ___ /___ /20__ }

Breakfast Recipe :

Ingredients:	Calories	Amount

Symptoms Observations

Intensity (low/high)

{ ___ /___ /20__ }

Dinner Recipe :

Ingredients:	Calories	Amount

Symptoms Observations

Intensity (low/high)

{ ___ / ___ /20___ }

Other Items consumed

Snacks	Calories	Amount

Symptoms Observations

Intensity (low/high)

{ ___ / ___ /20__ }

Breakfast Recipe :

Ingredients:	Calories	Amount

Symptoms Observations

Intensity (low/high)

{ ___ /___ /20__ }

Lunch Recipe :

Ingredients:	Calories	Amount

Symptoms Observations

Intensity (low/high)

{ ___ /___ /20__ }

Dinner Recipe :

Ingredients:	Calories	Amount

Symptoms Observations

Intensity (low/high)

{ ___ / ___ /20___ }

Other Items consumed

Snacks	Calories	Amount

Symptoms Observations

Intensity (low/high)

{ ___ /___ /20__ }

Breakfast Recipe :

Ingredients:	Calories	Amount

Symptoms Observations

Intensity (low/high)

{ ____ /___ /20__ }

Lunch Recipe :

Ingredients:	Calories	Amount

Symptoms Observations

Intensity (low/high)

{ ___ /___ /20__ }

Dinner Recipe :

Ingredients:	Calories	Amount

Symptoms Observations

Intensity (low/high)

{ ____ / ___ /20___ }

Other Items consumed

Snacks	Calories	Amount

Symptoms Observations

Intensity (low/high)

{ ___ / ___ /20__ }

Breakfast Recipe :

Ingredients:	Calories	Amount

Symptoms Observations

Intensity (low/high)

{ ___ /___ /20__ }

Lunch Recipe :		
Ingredients:	Calories	Amount

Symptoms Observations

Intensity (low/high)

Dinner Recipe :

Ingredients:	Calories	Amount

Symptoms Observations

Intensity (low/high)

{ ___ / ___ /20___ }

Other Items consumed

Snacks	Calories	Amount

Symptoms Observations

Intensity (low/high)

{ ___ / ___ /20__ }

Breakfast Recipe :

Ingredients:	Calories	Amount

Symptoms Observations

Intensity (low/high)

{ ____ /____ /20__ }

Lunch Recipe :

Ingredients:	Calories	Amount

Symptoms Observations

Intensity (low/high)

{ ___ /___ /20__ }

Dinner Recipe :

Ingredients:	Calories	Amount

Symptoms Observations

Intensity (low/high)

{ ____ / ____ /20____ }

Other Items consumed

Snacks	Calories	Amount

Symptoms Observations

Intensity (low/high)

{ ___ /___ /20__ }

Breakfast Recipe :

Ingredients:	Calories	Amount

Symptoms Observations

Intensity (low/high)

Lunch Recipe :

Ingredients:	Calories	Amount

Symptoms Observations

Intensity (low/high)

{ ___ /___ /20__ }

Dinner Recipe :

Ingredients:	Calories	Amount

Symptoms Observations

Intensity (low/high)

{ ___ /___ /20___ }

Other Items consumed

Snacks	Calories	Amount

Symptoms Observations

Intensity (low/high)

BOWEL Tracker

Days	Stool Type	Frequency
Monday		
Tuesday		
Wednesday		
Thursday		
Friday		
Saturday		
Sunday		

  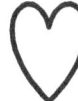

Water Consume

Days	Glasses of water	Amount
Monday		
Tuesday		
Wednesday		
Thursday		
Friday		
Saturday		
Sunday		

{ ___ /___ /20__ }

Breakfast Recipe :

Ingredients:	Calories	Amount

Symptoms Observations

Intensity (low/high)

{ ___ /___ /20__ }

Lunch Recipe :

Ingredients:	Calories	Amount

Symptoms Observations

Intensity (low/high)

{ ___ /___ /20__ }

Dinner Recipe :

Ingredients:	Calories	Amount

Symptoms Observations

Intensity (low/high)

{ ___ / ___ /20___ }

Other Items consumed

Snacks	Calories	Amount

Symptoms Observations

Intensity (low/high)

Breakfast Recipe :

Ingredients:	Calories	Amount

Symptoms Observations

Intensity (low/high)

{ ___ /___ /20__ }

Lunch Recipe :

Ingredients:	Calories	Amount

Symptoms Observations

Intensity (low/high)

{ ___ /___ /20__ }

Dinner Recipe :

Ingredients:	Calories	Amount

Symptoms Observations

Intensity (low/high)

{ ___ / ___ /20___ }

Other Items consumed		
Snacks	Calories	Amount

Symptoms Observations

Intensity (low/high)

{ ____ /___ /20__ }

Breakfast Recipe :

Ingredients:	Calories	Amount

Symptoms Observations

Intensity (low/high)

{ ___ / ___ /20__ }

Lunch Recipe :

Ingredients:	Calories	Amount

Symptoms Observations

Intensity (low/high)

{ ___ /___ /20__ }

Dinner Recipe :

Ingredients:	Calories	Amount

Symptoms Observations

Intensity (low/high)

{ ___ /___ /20___ }

Other Items consumed

Snacks	Calories	Amount

Symptoms Observations

Intensity (low/high)

{ ___ / ___ /20__ }

Breakfast Recipe :

Ingredients:	Calories	Amount

Symptoms Observations

Intensity (low/high)

{ ___ / ___ /20__ }

Lunch Recipe :

Ingredients:	Calories	Amount

Symptoms Observations

Intensity (low/high)

{ ____ /___ /20__ }

Dinner Recipe :

Ingredients:	Calories	Amount

Symptoms Observations

Intensity (low/high)

{ ___ / ___ /20___ }

Other Items consumed		
Snacks	Calories	Amount

Symptoms Observations

Intensity (low/high)

Breakfast Recipe :

Ingredients:	Calories	Amount

Symptoms Observations

Intensity (low/high)

{ ___ /___ /20__ }

Lunch Recipe :

Ingredients:	Calories	Amount

Symptoms Observations

Intensity (low/high)

{ ___ / ___ /20__ }

Dinner Recipe :

Ingredients:	Calories	Amount

Symptoms Observations

Intensity (low/high)

{ ___ / ___ /20___ }

Other Items consumed

Snacks	Calories	Amount

Symptoms Observations

Intensity (low/high)

{ ___ /___ /20__ }

Breakfast Recipe :

Ingredients:	Calories	Amount

Symptoms Observations

Intensity (low/high)

{ ___ / ___ /20__ }

Lunch Recipe :

Ingredients:	Calories	Amount

Symptoms Observations

Intensity (low/high)

{ ___ /___ /20__ }

Dinner Recipe :

Ingredients:	Calories	Amount

Symptoms Observations

Intensity (low/high)

{ ___ /___ /20___ }

Other Items consumed

Snacks	Calories	Amount

Symptoms Observations

Intensity (low/high)

Breakfast Recipe :

Ingredients:	Calories	Amount

Symptoms Observations

Intensity (low/high)

{ ___ /___ /20__ }

Lunch Recipe :

Ingredients:	Calories	Amount

Symptoms Observations

Intensity (low/high)

{ ___ / ___ / 20 __ }

Dinner Recipe :		
Ingredients:	**Calories**	**Amount**

Symptoms Observations

Intensity (low/high)

{ ____ / ____ /20____ }

Other Items consumed		
Snacks	**Calories**	**Amount**

Symptoms Observations

Intensity (low/high)

Troublesome FOOD-Ingredients Columns

Troublesome FOOD-Ingredients Columns

_____

_____

_____

_____

_____

_____

_____

_____

_____

_____

_____

_____

_____

Troublesome FOOD-Ingredients Columns

Troublesome FOOD-Ingredients Columns

Troublesome FOOD-Ingredients Columns

Troublesome FOOD-Ingredients Columns